DU

CAFÉISME CHRONIQUE

DU
CAFÉISME CHRONIQUE

PAR LE

DOCTEUR OCTAVE GUELLIOT

Ancien Interne des Hôpitaux de Paris

Chirurgien suppléant de l'Hôtel-Dieu de Reims

Lauréat de l'Institut (Prix Godart, 1883)

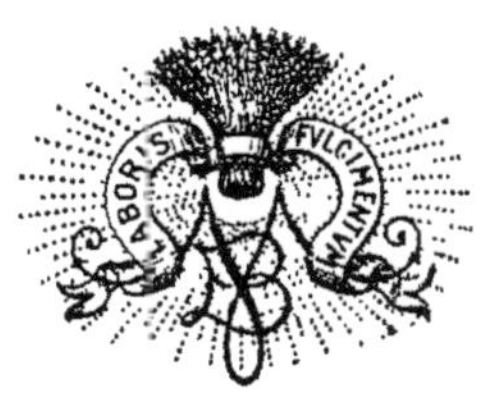

REIMS

IMPRIMERIE ET LITHOGRAPHIE MATOT-BRAINE

6, rue du Cadran-Saint-Pierre. 6

—

1885

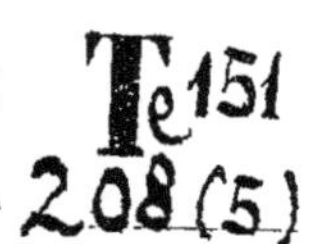

DU
CAFÉISME CHRONIQUE

PAR LE

Docteur Octave GUELLIOT

Ancien Interne des Hôpitaux de Paris

Chirurgien suppléant de l'Hôtel-Dieu de Reims

Lauréat de l'Institut (Prix Godart, 1883)

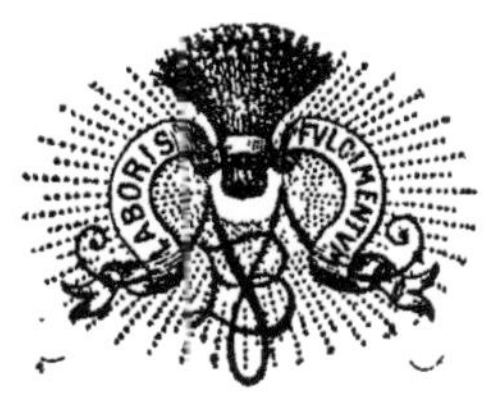

REIMS

IMPRIMERIE ET LITHOGRAPHIE MATOT-BRAINE

6, rue du Cadran-Saint-Pierre, 6

—

1885

Extrait de l'*Union Médicale et Scientifique du Nord-Est*

DU

CAFÉISME CHRONIQUE [1]

PAR LE

Docteur O. GUELLIOT

Pris à hautes doses, le café peut produire, chez les personnes qui n'y sont pas habituées, des phénomènes d'éréthisme passager que tout le monde connaît; c'est l'ivresse caféique ou, pour se servir de la terminologie habituelle des intoxications, le *Caféisme aigu.*

Absorbé en quantités plus faibles, mais quotidiennement répétées, il provoque à la longue, du moins chez ceux que leur âge, leur tempérament, leur constitution y prédisposent, des symptômes assez analogues à ceux de l'intoxication alcoolique : leur ensemble constitue le *Caféisme chronique.* C'est le seul dont nous nous occuperons, en faisant remarquer que les inconvénients de cette boisson aromatique, étudiés et même exagérés après son introduction en Europe, semblent être assez ignorés aujourd'hui; je ne sache pas cependant que la prophétie de Mme de Sévigné : « Le Café et Racine passeront de mode », se soit accomplie, au moins pour ce qui concerne la fève d'Arabie. (*Note* I.)

I

Nous abordons le sujet avec dix-sept observations, dont nous résumons le plus grand nombre.

(1) Mémoire lu à la Société Médicale de Reims, séance du 3 Juin 1885.

OBSERVATION I. — **Dyspepsie. — Tremblement. — Douleurs. — Réveils en sursaut. — Somnambulisme. — Pneumonie.**

Mme M..., 34 ans, lessiveuse, originaire de l'Aisne, boit, depuis trois ans, 5 à 8 bols de café par jour, soit un litre et demi à deux litres. Elle se plaint surtout de réveils nocturnes en sursaut; il lui est arrivé aussi de se lever, de décrocher les tableaux qui sont dans sa chambre, puis de se recoucher après les avoir cachés sous une chaise. Le matin, elle n'a qu'un souvenir très vague de ce qu'elle a fait pendant la nuit ; cependant, après avoir cherché un instant, elle indique la cachette à son mari.

Elle a perdu totalement l'appétit; sa langue est rouge, tremblotante, les yeux sont remarquablement brillants. Elle éprouve, surtout le matin, des douleurs dans les jambes, et, souvent, une douleur névralgique dans le côté gauche.

Les règles n'ont pas reparu depuis un accouchement qui date de cinq mois, mais tout fait supposer une grossesse; la menstruation a toujours été régulière, plutôt exagérée et, dans l'intervalle des règles, la malade a des fleurs blanches très abondantes.

En août 1883, Mme M... est atteinte d'une *pneumonie droite* franche qui, malgré la grossesse et malgré le caféisme, évolue très normalement en 9 jours; le traitement consiste dans l'application d'un vésicatoire, l'administration d'une potion au quinquina et à l'alcool, et du café; à aucun moment il n'y a de délire.

En novembre, la perte d'appétit est toujours complète, les douleurs siègent surtout dans la région lombaire; la malade se plaint d'une soif très vive et difficile à satisfaire.

Quelque temps après, elle accouche de son neuvième enfant. Cinq sont vivants; deux sont morts en bas-âge; une autre, atteinte de rougeole au mois d'avril 1883, a été prise ensuite d'accidents muqueux et a succombé le 23 mai 1883 : cette petite fille avait trois ans.

OBSERVATION II. — **Tremblement.** — **Dyspepsie.** —**Rêves.**
— **Transpiration.** — **Céphalalgie.** — **Anaphrodisie.**

Ch..., 42 ans, né dans les Ardennes, forgeron, entre
à l'Hôtel-Dieu pour des symptômes de dyspepsie et un affaiblissement notable.

Alors qu'il était soldat, il buvait une goutte le matin;
depuis, il a perdu cette habitude et ne consomme qu'un litre
de vin par jour, mais boit au moins deux litres de café depuis
6 ou 7 ans.

Pas d'appétit; digestions pénibles; amaigrissement récent;
myoïdème généralisé, tremblement des lèvres et un peu des
mains; crampes dans les jambes. Rêves professionnels; ni
réveils en sursaut, ni cauchemars; pas d'anesthésie des
extrémités. Réflexes tendineux normaux, transpiration légère
au niveau des orteils.

Céphalalgies fréquentes, toux, emphysème, pas de signes
de tuberculose.

Cet homme a une fille unique âgée de six ans. Depuis
trois ou quatre ans, les désirs vénériens ont totalement disparu.

OBSERVATION III. — **Troubles digestifs.** —**Nervosisme,
impressionnabilité considérable.** — **Insomnie coïncidant
avec la suppression du café.**

Mme C..., 25 ans, grande, forte, a toujours été nerveuse,
mais, depuis quelques mois, son impressionnabilité habituelle
s'est beaucoup exagérée; elle se met, pour un rien, dans de
violentes colères, brise tout ce qui lui tombe sous la main,
pleure ou rit sans raison sérieuse; la vie est devenue
insupportable pour son mari.

L'appétit est absolument nul, les digestions sont pénibles,
le sommeil est bon.

Originaire du Nord, Mme C... buvait habituellement de la
bière; depuis dix-huit mois, elle s'est adonnée au café, qu'elle
fait très fort et dont elle absorbe huit à douze tasses par
jour.

Le 31 juillet 1883, je conseille la suppression progressive

du café, la bière à la place du vin au repas; la malade s'abstiendra des crudités dont elle faisait à peu près sa seule nourriture, et prendra des potages, du lait, des œufs, de la viande si possible; deux grammes de bromure de potassium par jour.

Le 22 août, je suis appelé pour un enfant. La mère va mieux, mange un peu, est moins irritable, mais *ne dort pas*. Pour peu qu'elle sommeille, elle a des rêves désagréables, elle fait des chutes, est entourée de personnes qui lui veulent du mal, etc. Elle a supprimé brusquement et presque totalement le café, dont elle ne prend plus qu'une petite tasse après le repas de midi; je lui conseille de prendre un peu de café après son repas du soir.

Le sommeil redevient bon; l'estomac fonctionne normalement, l'appétit revient peu à peu et les digestions se font bien. En décembre, elle a une rechute de dyspepsie qui disparaît par le régime et les absorbants.

Mme C... est bien menstruée, mais a de la leucorrhée; elle a deux enfants, le dernier de quelques mois.

OBSERVATION IV.—**Tremblement.—Rêves.—Anorexie.— Gastralgie. — Leucorrhée.**

Mme B..., 39 ans, vient consulter pour une tumeur mobile de l'abdomen ayant tous les caractères d'un ovaire flottant. Boit, depuis une quinzaine d'années, quatre à cinq tasses de café.

Anorexie complète, langue blanche, tremblement des muscles de la face, yeux brillants.

Régles normales, fleurs blanches abondantes; pas d'enfants; n'a eu qu'une fausse couche à l'âge de 17 ans. (Il faut noter que le mari est caviste et très probablement alcoolique.)

Cette femme est assez peu impressionnable; elle rêve la nuit de chutes, de gendarmes. Depuis quelque temps, elle se réveille assez régulièrement à 2 ou 3 heures et éprouve à ce moment des tiraillements d'estomac et quelquefois une vive douleur dorso-épigastrique: le soir, le ventre se gonfle et le tympanisme est quelquefois considérable.

Traitement: diminution du café, régime, poudres absorbantes.

OBSERVATION V. — **Tremblement.** — **Névralgies.** — **Dyspepsie.** — **Gastralgie.** — **Anémie et amaigrissement.** — **Asthénopie.**

Cet homme (W..., cordonnier, 51 ans), est originaire d'Alsace, et le seul fils d'un père mort jeune de la poitrine et d'une mère qui est morte hydropique à 49 ans. Dans la famille, on buvait plusieurs fois par jour du café noir ou mélangé de très peu de lait et W... en a pris dès son enfance. De 1853 à 1859, il est soldat, fait la campagne de Crimée et passe six semaines à l'hôpital où il est entré pour du rhumatisme des doigts et des orteils; à cette époque, il buvait de l'eau-de-vie, mais en petite quantité, et, depuis l'âge de 27 ans, il a vécu très sobrement.

En 1867, il s'adonne au café, à la dose de trois tasses au moins par jour; en 1870, il éprouve de violents accès de gastralgie qui reviennent à intervalles plus ou moins rapprochés jusqu'en 1878.

Pendant l'hiver de 1882-1883, il augmente encore la dose de café, et arrive à ne prendre plus d'autre nourriture. Alors reviennent des douleurs d'estomac, vives surtout le matin, et, par moment, des douleurs lancinantes dans le côté droit. Le dégoût des aliments est complet et la digestion est très pénible quand W... essaye de manger. Il a souvent des renvois, et, de temps à autre, des régurgitations.

La langue est étalée, blanche, un peu tremblante, festonnée sur ses bords par les empreintes dentaires.

Le matin, W... est pris de tremblement des membres qui dure pendant près de deux heures et est assez marqué pour empêcher le travail; il est à remarquer que ce tremblement semble disparaître par l'absorption d'une certaine quantité de café.

Outre les douleurs dans la région thoracique, il y a des douleurs frontales; il semble que la tête soit serrée dans un étau. Les yeux se fatiguent très vite, bien que le patient porte des conserves ; quelquefois la vue est voilée par des brouillards.

Depuis plusieurs années, W... éprouve des secousses musculaires nocturnes, des réveils en sursaut ; il a des fourmillements dans le dos, surtout au niveau de l'omoplate gauche ; ni crampes, ni pituites ; un peu de diminution de la sensibilité des extrémités inférieures.

Mais ce qui frappe surtout chez cet homme, c'est un amaigrissement considérable ; la figure est d'un blanc jaunâtre, fatiguée, vieille. Les forces ont disparu ; les masses musculaires sont atrophiées et l'on produit facilement le myoïdème.

En somme, je crois pouvoir exclure ici l'alcoolisme ; mais les troubles généraux sont si marqués que, tout en portant, le diagnostic de caféisme, je fais une réserve au point de vue d'un début possible d'épithélioma stomacal. (Septembre 1883.)

Sous l'influence du traitement ordinaire, les symptômes s'améliorent, et, dix-huit mois plus tard, en mars 1885, l'état général, sans être brillant, est suffisamment bon pour exclure l'idée d'un cancer en évolution.

Observation VI. — **Embarras gastro-intestinal. — Tremblement. — Céphalalgie. — Leucorrhée. — Insomnie par suppression de café.**

Mme C..., 22 ans, entre le 6 septembre 1883 à l'Hôtel-Dieu, salle Saint-Thomas, pour un état gastrique simulant un début de fièvre typhoïde.

Depuis une quinzaine de jours, elle a saigné du nez, a eu des frissons le soir, des sueurs nocturnes. Elle a pris une purgation qui a été suivie de diarrhée puis de constipation. La langue est sèche, rouge sur les bords. Pas d'étourdissements ni de gargouillements. Le soir, la température est de 39°8 ; le lendemain matin, elle est retombée à 37. Purgation.

Un fait nous avait frappé en interrogeant cette malade, c'était l'hésitation de la parole, la lenteur des réponses, le tremblement des lèvres et de la langue, symptômes qui n'étaient pas en rapport avec le peu d'intensité de la fièvre.

Nous apprenons alors que depuis longtemps elle a des douleurs au niveau du front ou du sommet de la tête; elle dort assez bien, n'a ni cauchemars ni crampes, mais des réveils en sursaut et des tressautements musculaires. Elle prétend que son appétit est assez bon (mais il faut remarquer qu'elle est à la diète, ce dont elle se plaint, et qu'elle a l'espoir d'obtenir quelques aliments). Les règles sont normales, mais, dans leur intervalle, il se fait un écoulement blanc très marqué. Elle n'a eu qu'un enfant, en 1881; il est mort à 15 mois, probablement de la variole.

La sensibilité est normale aux membres supérieurs; elle est un peu amoindrie dans toute la hauteur des membres inférieurs; le réflexe rotulien semble aussi diminué.

Cette femme est maigre, pâle; ses yeux sont brillants; l'intelligence paraît assez rudimentaire.

Originaire des Ardennes, elle ne prend que de la bière aux repas. Mais, depuis l'âge de 5 ans, outre le café au lait du matin, elle prend au minimum trois tasses de café noir dans la journée.

La fièvre constatée au début ayant disparu rapidement, la malade, au bout de quelques jours, ne se plaint plus guère que d'une insomnie complète. Le 9, je lui fais donner du café dans la soirée. La nuit suivante, elle dort pour la première fois depuis son séjour à l'Hôtel-Dieu. Elle sort quelques jours après.

OBSERVATION VII. — **Leucorrhée. — Rêves. — Anesthésie. — Amaigrissement.**

Mme M..., 40 ans, née dans le Nord, boit du café depuis son enfance, ainsi que son mari.

Très maigre depuis plusieurs années, elle a fort peu d'appétit, mais digère assez bien. Depuis longtemps, elle a des rêves désagréables, voit ses parents morts, tombe à terre, etc., puis elle crie, se réveille en sursaut.

La sensibilité n'est altérée qu'aux membres supérieurs et

au tronc : elle est considérablement diminuée depuis le coude jusque et y compris les épaules et la partie supérieure du tronc ; cette anesthésie est symétrique.

Les règles viennent bien ; mais la malade nous dit qu'elle est « très portée sur les fleurs blanches ». Elle a cinq enfants dont l'aîné n'a que huit ans, le dernier dix mois. Dès qu'ils cessent de têter, elle leur donne du café.

OBSERVATION VIII. — **Rêves.— Dyspepsie. — Féminisme.**

M..., 11 ans, boit depuis plusieurs années deux à quatre tasses de café par jour. Il est maigre, petit, d'aspect féminin. Peu d'appétit, digestion pénible, tiraillements d'estomac, douleurs irradiant dans le dos. Rêve, surtout de mort ; réveils en sursaut.

OBSERVATION IX. — **Nervosisme. — Névralgie inter-cortale. — Arrêt de développement.**

Cet enfant (S..., 14 ans) travaille dans les caves avec des femmes qui boivent continuellement du café ; lui-même en absorbe cinq ou six tasses par jour. Pendant quelque temps, il a bu une bouteille de vin par jour, mais il a dû diminuer, parce que son estomac s'en trouvait mal. Il est nerveux, impressionnable, presque hystérique ; se plaint de diminution d'appétit et d'une névralgie intercostale. Ni rêves, ni tremblement.

Il a les yeux vifs, l'aspect éveillé ; mais il est petit, maigre, arrêté dans son développement, et cette atrophie physique frappe d'autant plus que l'intelligence est plutôt celle d'un homme fait.

Sous l'influence du bromure de potassium, les phénomènes nerveux diminuent, mais la dyspepsie et la névralgie intercostale ne cèdent que lentement et incomplètement.

OBSERVATION X. — **Amaigrissement. — Gastralgie, Vertige. — Diarrhée. — Leucorrhée. — Rêves.**

Mme B..., 26 ans, vient consulter pour des crampes

d'estomac : les douleurs partent du creux épigastrique, irradiant dans les côtés et dans le dos ; elles se produisent aussi bien après le dîner qu'à jeun et s'accompagnent très souvent de vertiges. Souvent aussi, il y a des coliques et de la diarrhée.

Cette femme est extrêmement maigre, pâle ; elle a l'air timide, embarrassée. Le pouls est assez lent, dépressible. La nuit, elle se réveille en sursaut, rêve de mort, se couvre de sueurs. Elle n'a pas de maux de tête, mais quelquefois de l'engourdissement des jambes.

Mariée depuis deux ans, elle a fait un avortement de deux mois, après une chute.

Elle a des fleurs blanches ; la menstruation est normale.

Pas d'autres maladies qu'une bronchite aiguë.

Depuis cinq ans, elle boit deux à quatre tasses de café par jour.

Le 8 août 1883, elle prend du sous-nitrate de bismuth et du bromure de potassium, à la dose quotidienne de deux grammes ; en même temps, elle diminue l'absorption du café, jusqu'à n'en plus prendre qu'une tasse.

21 août. — Peu d'amélioration. Le bromure est remplacé par les teintures de noix vomique et de gentiane.

Cette malade n'est plus revenue nous voir.

Observation XI. — **Enervement. — Rêves.— Dyspepsie. — Leucorrhée.**

Mme C..., 48 ans, boit depuis dix ans trois ou quatre tasses de café ; elle a deux enfants, mais qui sont nés avant l'intoxication caféique.

Se plaint de perte d'appétit, de sensation, de pesanteur pendant les digestions, mais sans douleur véritable. Leucorrhée. Tremblement de la langue. Enervement très marqué ; rêves (morts, etc.)

En somme, intoxication assez légère.

Observation XII. — **Amaigrissement.** — **Rachialgie.** — **Leucorrhée.**

Mme A..., 37 ans, vient consulter pour une douleur rachialgique très intense au niveau de la colonne dorsale ; légère douleur épigastrique. Manque d'appétit.

Maigreur considérable ; teint jaune pâle, avec lequel contrastent des yeux noirs et brillants.

Menstruation régulière ; pas d'enfants. Fleurs blanches. Perte de la mémoire.

Originaire du Nord, cette femme boit du café en grande quantité depuis son enfance. Sa mère, soumise au même régime, est nerveuse, impressionnable.

Observation XIII. — **Tremblement.** — **Embarras gastrique.** — **Anaphrodisie.**

Depuis cinq ans, D..., tisseur, 25 ans, boit un demi-litre de café par jour. Dans sa famille, tout le monde en prend à peu près continuellement. Sa mère est caféique et se plaint surtout de crises gastralgiques.

Lui-même a des accès d'embarras gastrique durant quelques jours et s'accompagnant de douleurs épigastriques. Les lèvres et la langue sont tremblantes. Il n'a pas de symptômes nerveux bien marqués et le sommeil est bon.

Les fonctions génitales sont à peu près nulles ; il n'a pas de désirs sexuels, pas de pollutions nocturnes : « Nous sommes, mes trois frères et moi, me dit-il, très peu portés sur les femmes. »

Cet homme n'a pas de symptômes d'alcoolisme ; il prend *une goutte* de temps à autre, mais irrégulièrement.

Observation XIV. — **Tremblement.** — **Douleurs rhumatoïdes.** — **Insomnie et Rêves.** — **Dyspepsie.** — **Leucorrhée.** — **Poussées d'urticaire.** — **Embarras gastrique.**

En 1884, je soigne, pour différents symptômes nerveux, Mme B..., âgée de 31 ans, couturière, née dans les Ardennes.

Elle se plaint de douleurs vagues dans les membres, dans les seins ; ceux-ci sont très sensibles au toucher, bien qu'ils ne soient le siège d'aucune lésion. Elle a de fréquentes céphalalgies frontales.

La langue est rouge, fendillée, trémulante ; la bouche est amère, et souvent la malade a des renvois, des aigreurs ; l'appétit est à peu près nul.

La face est pâle, tirée ; les yeux sont brillants ; le corps thyroïde est volumineux ; les mains sont le siège d'un tremblement notable.

De temps en temps, Mme B... éprouve des palpitations. Elle dort mal, rêve de son père mort, ou d'eau (puits, rivière) ; quelquefois elle voit des animaux, presque toujours des porcs.

Elle a un écoulement vaginal abondant, épais, parfois roussâtre, simulant une vaginite blennorrhagique ; l'urèthre n'est pas enflammé. Deux enfants, le plus jeune âgé de huit ans.

Jusqu'ici, elle n'a pas fait de maladie grave ; elle a seulement quelquefois de l'urticaire.

Le salicylate de soude est donné sans aucun résultat. Je soupçonne le caféisme ; la malade m'avoue qu'elle prend, depuis deux ans, cinq à six tasses de café noir par jour, et c'est depuis quelques mois seulement que sont apparus les symptômes ci-dessus énumérés.

Le bromure de potassium amène rapidement une amélioration.

En janvier 1885, elle est prise de symptômes d'embarras gastrique, avec fièvre le soir, douleurs vagues. Sulfate de quinine, puis salicylate de soude.

26 janvier. — Pas d'amélioration. Purgatif et bromure de potassium.

29 janvier. — Les douleurs persistent, ainsi que le mouvement fébrile ; mais, grâce au bromure, la malade dort bien, ce qui ne lui était pas arrivé depuis longtemps.

17 mars. — Le sommeil continue à être bon. Mais Mme B... est très anémique et a un léger souffle à la base du cœur. Les battements sont sourds. Le pouls est à 120. Elle

éprouve toujours des douleurs vagues dans la poitrine, la mamelle, le dos. Elle a une toux sèche le matin et le soir et les digestions sont pénibles. La figure est pâle; les pupilles sont dilatées.

Nous la mettons au vin de quinquina au malaga. Poudres absorbantes. Une seule tasse de café par jour.

Observation XV. — **Tremblement et Crampes. — Douleurs. — Irrégularité du pouls. — Dyspepsie. — Rêves. — Attaques convulsives. — Arrêt de développement.**

D..., 16 ans, employé de commerce, orphelin, ne connaît de ses parents qu'une tante, qu'il dit très nerveuse. Originaire de Lille, il a pris du café dès l'enfance, cinq ou six tasses au moins. Depuis qu'il habite Reims, il en prend toujours au moins trois tasses.

Petit, chétif, il paraît avoir à peine douze ans. La figure est maigre, les yeux sont brillants. Les lèvres, la langue et les mains sont agitées d'un tremblement très net.

Il saigne facilement du nez, a souvent des douleurs de gorge. L'appétit est assez bon, mais les digestions sont pénibles.

Il éprouve souvent des douleurs dans les côtés, dans la tête; il en a une à peu près constante dans l'épaule droite.

Le cœur ne bat pas d'une façon exagérée. Le pouls présente une anomalie remarquable. Une dizaine de pulsations assez lentes sont suivies de trois ou quatre pulsations rapides, puis le rhythme primitif revient, et ainsi de suite, avec une régularité parfaite (P. 80).

Il a des cauchemars, rêve de morts, d'incendies, de chutes dans l'eau; il a des crampes dans les jambes, et une diminution notable de la sensibilité des extrémités.

Depuis quelque temps, il a des attaques qui ont une certaine gravité. Il voit tourner les objets, perd connaissance et tombe. La syncope dure de une demi-heure à une heure et demie. Pendant l'attaque, le visage est pâle; il n'y a pas d'écume à la bouche. Deux fois, elle n'a consisté que dans cette perte de connaissance ; mais, dans une troisième, il y a eu des mouvements convulsifs hystériformes, avec tendance au déplacement. L'attaque s'accompagne toujours d'un saignement de nez qui tantôt la précède, tantôt la suit.

Ce malade prétend ne prendre que deux à trois verres de vin par jour ; il nie énergiquement boire des liqueurs, en particulier de l'absinthe.

Il est mis au bromure de potassium.

29 mai. — D... a pris du bromure pendant dix jours ; les rêves, les réveils en sursaut ont disparu ; il n'y a pas eu de nouvelle attaque. Mais, le traitement ayant été interrompu, ces symptômes se sont reproduits ; cependant, chose remarquable, l'irrégularité du pouls n'existe plus. Le bromure est de nouveau ordonné.

D... ne prend plus qu'une demi-tasse de café.

OBSERVATION XVI. — **Tremblement. — Douleurs. — Anorexie. — Leucorrhée. — Anémie. — Diarrhée.**

Mme H..., âgée de 34 ans, née dans le département de la Meuse, a trois enfants ; le dernier est né en juillet 1884 ; à cette époque, Mme H... a eu des abcès au sein, qui ont forcé d'interrompre l'allaitement.

A plusieurs reprises, elle a été soignée pour de l'anémie. Elle est pâle, fatiguée, un peu bouffie. La langue est rouge, sèche et fendillée ; pas d'appétit ; digestions pénibles. Par moment, véritables crises diarrhéiques. Douleurs dans le dos, le ventre.

Pouls mou, lent, atteignant au plus 72 pulsations. Un peu d'essoufflement pendant la marche.

Urines abondantes et claires ; menstruation assez régulière, plutôt trop abondante. Quelquefois, une petite hémorrhagie a lieu dans la période intermenstruelle. Depuis plusieurs années, leucorrhée très accentuée.

Les yeux se fatiguent vite ; souvent surviennent des vertiges : les objets se mettent à tourner. Le sommeil est bon, sauf quelques réveils en sursaut.

Tremblement des lèvres et de la langue ; crampes dans les jambes.

Depuis l'hiver dernier, les doigts sont le siège de lésions de sclérodermie ; les trois premiers doigts de chaque main sont atteints, le quatrième commence à être envahi à gauche, le cinquième est intact des deux côtés ; la peau est lisse, dure, blanche, mais sensible ; les extrémités digitales sont atrophiées et se recouvrent de temps à autre de crevasses douloureuses ; la maladie progresse, bien que l'on soit au mois de mai.

En février 1885, j'ai traité Mme H... pour une dyspepsie. A ce moment, je lui ai prescrit de la bière aux repas, des laitages, de la teinture de noix vomique.

En mai 1885, il y a un peu d'amélioration : les crampes, les réveils en sursaut ont disparu ; le reste persiste.

Elle prenait depuis fort longtemps un minimum de trois tasses de café par jour ; elle n'en prend plus qu'une.

A la fin de mai, l'amélioration s'est encore accentuée ; l'appétit est un peu revenu, mais la faiblesse est toujours très grande.

Il est à noter que les enfants de cette femme sont remuants, agités : le dernier surtout, qui a dix mois, « n'a jamais dormi » : le jour, il s'agite, la nuit, il se réveille en sursaut en poussant des cris comme s'il était en proie à un cauchemar. Il est pâle, assez chétif.

Observation XVII. — **Tremblement.** — **Névralgies.** — **Dyspepsie. — Leucorrhée.**

Je viens de revoir tout récemment une femme d'une trentaine d'années, Mme A..., repasseuse, mère de deux enfants, que j'avais soignée l'année dernière pour une syphilis qu'elle tenait de son mari. Comme la plupart de ses collègues, elle prend du café, surtout quand elle veille ; depuis un an surtout, elle a exagéré les doses, et, depuis cette époque aussi, elle a perdu l'appétit. La langue est fendillée, sèche, rose pâle, tremblante, ainsi que les lèvres; la figure est bouffie, d'un blanc grisâtre ; les yeux brillants, à pupille dilatée. Le pouls est faible. Le sommeil est assez bon, mais souvent Mme A... rêve de personnes mortes.

Elle vient d'avoir d'intenses névralgies faciales, s'accompagnant d'un gonflement œdémateux et blanc de la partie supérieure de la figure ; elles ont cédé rapidement à l'aconitine. .

Ces dix-sept observations se ressemblent beaucoup ; il reste à les interpréter en cherchant les symptômes communs qu'elles présentent et en signalant les maladies que l'on peut confondre avec l'intoxication caféique.

II

Ce qui frappe tout d'abord chez les caféiques, c'est leur *facies* tout spécial. La figure est pâle, d'un blanc jaunâtre ou plutôt grisâtre, terreux. Les traits sont tirés, la face est souvent ridée, trop vieille pour l'âge du malade ; quelquefois elle est bouffie, alors que l'intoxication est plus invétérée. Le corps est d'une maigreur remarquable, presque squelettique *(cachexie caféique)*, les masses musculaires sont atrophiées et l'on y produit très facilement le phénomène du myoïdème (II, V) : l'on peut dire que s'il existe des alcooliques gras, d'aspect florissant, les caféiques sont toujours maigres.

Dans cette face pâle et fatiguée détonnent des yeux brillants, vifs, qui doivent souvent une partie de leur expression à la dilatation des pupilles. Le tremblement de la langue, des lèvres, des muscles de la partie inférieure de la face vient compléter cet aspect remarquable et assez caractéristique pour mettre immédiatement sur la voie de l'intoxication.

Chez les enfants, il s'y joint un arrêt de développement, une sorte d'atrophie qui était très notable chez le jeune homme de l'observation XV et qui contraste en général avec une certaine précocité intellectuelle. De là aussi un aspect féminin chez les enfants soumis de bonne heure à l'action du café (VIII). Virey *(Dictionnaire de la Conversation)* a déjà parlé du *tempérament grêle* de l'amateur de café, et Brillat-Savarin, si bon observateur, écrit : « C'est une obligation pour tous les papas et mamans du monde d'interdire sévèrement le café à leurs enfants s'ils ne veulent pas avoir de petites machines sèches, rabougries et vieilles à vingt ans. » (*Physiologie du goût. Méditation VI*).

Les *fonctions digestives* sont les premières atteintes et ce sont elles qui, avec le système nerveux, sont le plus profondément troublées chez les malades.

La langue est habituellement rouge, sèche, fendillée et agitée d'un tremblement régulier. Quand les symptômes digestifs s'accentuent et que surviennent les embarras gastriques dont nous allons parler, elle s'étale, devient blanche, saburrale, conservant sur ses bords les empreintes dentaires (V). La bouche est en général amère et quelquefois les patients éprouvent une soif très vive (I).

La perte d'appétit est précoce et bientôt totale; il y a un dégoût spécial des viandes (III), et le café devient la seule nourriture acceptée. Pour peu que des aliments soient ingérés, la digestion est pénible; elle s'accompagne de renvois, d'aigreurs ou même de régurgitations (V); il y a là, on le voit, une variété de *dyspepsie* déjà signalée par Chomel. Ce qui est plus particulier à l'intoxication caféique, ce sont les *accès gastralgiques* survenant à jeun (IV) ou même après les repas (X), ils consistent en une douleur partant de la région épigastrique et s'irradiant dans les côtés et dans le dos. Ils ont une certaine valeur diagnostique et sont du même ordre que les autres névralgies auxquelles sont sujets les caféiques.

D'autres fois, ce sont des *vertiges* d'origine stomacal qui inquiètent surtout les malades; nous y reviendrons tout-à-l'heure.

Cette dyspepsie, dont la marche est progressive et fatalement ascendante, est entrecoupée de temps à autre par des *embarras gastriques* fébriles à type mal défini, à évolution lente. Mme C... (V1) était entrée à l'Hôtel-Dieu pour des symptômes simulant ceux d'une fièvre typhoïde; elle avait eu des saignements du nez, et le premier soir la température avait atteint 39°8, mais la fièvre tombait dès le lendemain et le diagnostic primitif devait être écarté. D... (XIII) a eu à plusieurs reprises de ces états gastriques qui chez lui s'accompagnent d'une poussée urticaire. Enfin, Mme Br... (XIV) a été pendant plusieurs semaines sous l'influence d'un état semblable, avec fièvre le soir et douleurs vagues dans les membres et la poitrine.

L'intestin est souvent ballonné après le repas (VI) et la *diarrhée* n'est pas rare (X); chez une de nos malades (XVI), elle apparaît sous forme de crise avec une intensité telle que le sphincter devient insuffisant à retenir les matières liquides.

Si l'on remarque que ces symptômes gastro-instestinaux, parfois très accusés, s'accompagnent d'un amaigrissement notable, d'une teinte jaunâtre des téguments, on comprendra que, dans les cas graves, on puisse penser à tort à une affection cancéreuse de l'estomac (V); cependant nous n'avons jamais observé de vomissements glaireux, ni alimentaires.

L'*appareil de la circulation* est beaucoup moins troublé que ne pourraient le faire supposer les battements de cœur et l'accélération du pouls du caféisme aigu.

Dans deux observations seulement, nous avons noté des *palpitations;* encore ne sont-elles pas continues; elles reviennent par accès assez éloignés; quand l'anémie s'accentue, on perçoit à la base un souffle qui n'a rien de spécial (XVI).

Le *pouls* n'est jamais rapide ni fort; il est au contraire plutôt lent, mou et dépressible. Chez le jeune homme de l'observation XV, il présentait une anomalie singulière, consistant en une alternance régulière de pulsations lentes et rapides; il s'est régularisé par la diminution du café et le bromure de potassium.

A l'état de la circulation on doit rattacher les bouffées de chaleur au visage et les sueurs qui peuvent occuper tout le corps ou se localiser aux mains ou aux pieds.

La *respiration* est intacte; du moins, s'il y a de l'essoufflement, il est le résultat de l'affaiblissement général. Cette immunité est en rapport avec ce que l'on sait des bons effets du café dans le traitement des névroses respiratoires, asthme (Musgrave, Pringle) et coqueluche (Guyot).

De bonne heure apparaît un *tremblement* qui atteint d'abord la langue et les muscles des lèvres, puis envahit les membres supérieurs. Comme celui des alcooliques, il est régulier, à petites secousses ; il s'exagère parfois le matin. Chez un cordonnier (V), il était assez fort pour empêcher tout travail pendant deux ou trois heures, et chose remarquable, il disparaissait après l'absorption de quelques tasses de café. Même phénomène a été observé chez les alcooliques.

Les muscles sont agités de *tressautements*, de contractions fibrillaires, comme au début d'une atrophie musculaire progressive (VI) ; plusieurs fois aussi les malades ont signalé des *crampes*, mais celles-ci n'avaient jamais l'intensité et la ténacité de celles des alcooliques. Les réflexes tendineux sont normaux ou légèrement diminués.

La *sensibilité* ne laisse pas que d'être profondément atteinte. Rarement elle est amoindrie ; cependant deux fois (VI, XV), nous avons constaté cette altération au niveau des membres. Chez Mme M... (VII), l'anesthésie avait envahi les bras, à partir du coude, les épaules et la partie supérieure du tronc.

En revanche, trop souvent, elle est exagérée ; sans parler des *fourmillements* qui occupent surtout le dos et la région scapulaire, l'on peut dire que l'intoxication caféique compte parmi ses symptômes ordinaires les *névralgies*. Nous les avons constatées à peu près partout : au niveau de l'estomac (IV, X), de l'épaule (XV), des membres (I, XIV), des espaces intercostaux (I, IX), du rachis (XII, XVI), du sein (XIV), de la face (XVII) et surtout de la tête (II, V, VI, XIV, XV).

Variables en intensité et en localisation, elles atteignent rarement l'acuité des névralgies franches, mais sont remarquablement tenaces. Quand elles siègent au niveau des membres, elles simulent des douleurs rhumatismales, cependant elles ne sont nullement amendées par le salicylate de soude ; à la tête, elles occupent le front ou le sinciput et s'accompagnent parfois d'une sensation de constriction ; à la face, nous les avons vues provoquer un gonflement œdémateux qui a disparu avec elles; une autre de nos malades avait, et a encore, une *mamelle irritable*, la moindre pression de la glande provoquant des douleurs, bien que celle-ci ne soit le siège d'aucune lésion appréciable.

Les *appareils des sens* restent indemnes. Nous avons déjà signalé l'aspect particulier des yeux; ajoutons que la vue se fatigue facilement, et qu'un brouillard semble s'interposer entre l'œil et les objets visés. Cette asthénopie n'a du reste rien de spécial et s'observe dans toute espèce d'anémie, quelle qu'en soit la cause.

L'action élective du café sur le *centre cérébro-spinal* est bien connue et on l'a dénommé depuis longtemps la *boisson intellectuelle*. Mais l'action stimulante que produit l'infusion à dose modérée ne tarde pas à s'émousser quand l'usage fait place à l'abus; la dépression succède à l'excitation.

Dans l'intoxication légère, il y a évidemment une excitation qui se produit par une impressionnabilité trop grande, une tendance au rire et aux larmes, la mobilité dans les idées, l'irascibilité, les emportements sans motifs. Plus tard, l'émotivité seule persiste; les caféiques sont timides, embarrassés, hésitants. Ce fait avait frappé Murray qui range la *pusillanimité* parmi les effets physiologiques du café. Cette dépression, qui s'accompagne parfois d'une perte de mémoire (XII), fait souvent porter le diagnostic d'anémie, que semble confirmer la pâleur de la peau; il y a plutôt affaiblissement général du système nerveux, et, si l'on veut un mot pour caractériser cet état, je préfère celui de *neurasthénie* avec le sens que lui attribuent les auteurs américains, Beard en particulier.

Ceci explique pourquoi l'insomnie, l'un des symptômes cardinaux du caféisme aigu, est rare dans le caféisme chronique. Cependant le sommeil est rarement réparateur, parce qu'il est entrecoupé de réveils en sursaut, avec ou sans transpirations, et que le patient est tourmenté par des rêves qui ont toujours un caractère de tristesse ou de terreur: les spectres, les noyades, les chutes reviennent chaque nuit; plus rarement ce sont des animaux effrayants ou immondes, des porcs dans l'observation XIV,

Mme M... (I) a eu des accès de somnambulisme nocturne ; chez elle, l'intoxication bien que de date récente, était grave ; elle buvait un litre et demi à deux litres de café par jour.

Il nous reste à signaler, comme symptômes nerveux, *les vertiges* (X, XVI), le plus souvent liés aux troubles digestifs. Ils acquièrent une intensité tout exceptionnelle chez un jeune homme de 16 ans (XV) ; il voit les objets·tourner, tombe en perdant connaissance et en pâlissant ; il reste en cet état pendant une heure et même davantage. Cette crise lui étant survenue un jour qu'il était seul dans un sous-sol, il ne fut retrouvé qu'une heure et demie après ; pendant tout ce temps, il était resté étendu sans mouvements ; une autre fois, il a été pris de mouvements convulsifs, avec tendance au déplacement, très analogues aux *convulsions hystériques :* est-ce là une forme accentuée de l'*hystérie caféique* [1] (Fonssagrives), ou n'y a-t-il qu'une simple coïncidence ? La réponse est impossible avec un cas unique encore en observation.

L'*appareil urinaire* réagit aussi sous l'influence de l'absorption du café. La sécrétion devient plus abondante, les urines sont limpides et pâles. Cette diurèse, due sans doute à la caféine, est très marquée chez Mme H... (XVI) ; elle est forcée de se lever plusieurs fois chaque nuit et rend une grande quantité d'urine claire. Il peut y avoir aussi une exagération de la soif (I), et les symptômes deviennent ceux du *diabète insipide* des auteurs.

L'action du café sur la *fonction génitale* a été diversement interprétée. Pour les uns, elle est excitante, pour les autres, dépressive. Ce désaccord des auteurs tient simplement à ce que l'on n'a pas distingué les effets du café pris à doses modérées, ou d'une façon accidentelle, de ceux qui résultent de son usage continu et surtout immodéré. Dans le premier cas, il peut y avoir exagération du pouvoir sexuel ; dans le second, il y a diminution de ce pouvoir, ou même abolition, *anaphrodisie*. A ce titre, l'infusion aromatique mérite le nom de *potus caponum* qui lui a été donné. Murray, Willis, Stenzell, Lallemand, Trousseau et Pidoux ont signalé cette

---

(1) *Hystericum et hypondriachum malum gignit et auget* (Murray).

action anaphrodisiaque. Nos observations confirment absolument celles de ces médecins; nous n'avons vu que trois hommes adultes atteints de caféisme : tous trois étaient impuissants ; l'un, âgé de 42 ans, n'avait eu aucun désir vénérien depuis trois ans (II); un autre (XIII), âgé de 25 ans, nous disait qu'il n'avait ni appétit sexuel, ni pollutions nocturnes, et il ajoutait que ses trois frères, caféiques comme lui, étaient également « peu portés sur les femmes ».

Chez les enfants, l'arrêt de développement (VIII, IX, XV) porte aussi bien sur les organes génitaux que sur le reste de l'économie, et il est fort probable que leurs désirs s'éveillent tard et ne sont jamais bien vifs; ils ont de l'*anorexie sexuelle*, comme ils ont de l'inappétence des aliments.

Il est difficile de dire si l'appétit genésique est diminué dans le sexe féminin; les révélations de ce genre sont rares. Ce que nous pouvons dire, c'est que la menstruation reste régulière, ou un peu exagérée (XVI, XVII); l'une de nos malades a parfois une période menstruelle supplémentaire entre deux périodes normales; ces faits donnent raison aux Egyptiennes qui, d'après Prosper Alpin, prenaient du café pour rappeler les règles.

Depuis Zimmerman, on a regardé le café au lait comme une des causes les plus puissantes de *leucorrhée:* ce que nos observations démontrent certainement, c'est que le café noir, absorbé d'une façon exagérée, produit des flueurs blanches dont l'abondance est quelquefois extrême (VII, X, XIV); toutes nos femmes, sans exception, s'en plaignaient, et nous avons toujours vu l'écoulement blanc diminuer avec la suppression progressive de sa cause.

Mais si l'abus du café est nuisible sous bien des rapports, il ne faut pas lui attribuer des accidents dont il est bien innocent. C'est ainsi qu'on l'a accusé, à tort selon nous, de causer la *stérilité*.

Nos onze femmes caféiques ont eu en tout 26 enfants, soit 2,36 en moyenne; l'une des plus intoxiquées (I) en a neuf; une autre, qui en a cinq (VII), est intoxiquée depuis l'enfance. Deux seulement n'ont pas d'enfants, mais l'une d'elles (IV) a pour mari un alcoolique.

Enfin, nous ne voyons signaler que deux fausses couches : l'une (IV) très antérieure à l'abus caféique, l'autre consécutive à un traumatisme (X).

De ces faits, nous croyons pouvoir conclure :

Le café, pris à doses exagérées et répétées, produit :

1° Chez l'homme, l'inappétence sexuelle et l'impuissance ;

2° Chez la femme, la leucorrhée ; son action, faible sur la la menstruation, est nulle sur la fécondité et sur le cours de la grossesse (*Note 2*).

En dehors de ces symptômes habituels, il existe peut-être des symptômes accessoires ou des complications. J'ai déjà parlé des embarras gastriques à répétition, des poussées d'urticaire. Une femme (XVI) est atteinte d'une asphyxie symétrique des doigts, mais ce n'est peut-être qu'une coïncidence. On a dit que ce qui nuit le plus dans le café, c'est l'eau-de-vie qu'on y ajoute ; deux ou trois de nos malades avaient fait autrefois quelques excès alcooliques, mais paraissaient s'en être complètement corrigés, et nous avons dû éliminer plusieurs observations où le caféisme et l'alcoolisme évoluaient parallèlement et où les symptômes hybrides de l'alcoolo-caféisme ne pouvaient qu'obscurcir notre étude (*Note 3*)

Une question intéressante serait celle de l'influence de l'intoxication caféique sur les maladies intercurrentes. Malheureusement, les données manquent. La grossesse, nous l'avons déjà dit, évolue normalement (4 femmes ont accouché récemment). Une pneumonie s'est terminée heureusement au neuvième jour chez Mme M... (I), bien qu'elle fût enceinte et caféique ; Mme H... (XVI) a eu des abcès du sein qui n'ont donné lieu à aucun symptôme anormal.

Le caféisme de la mère a-t-il quelqu'influence sur la santé des enfants ? Autre question au moins aussi importante que la précédente. Un enfant de Mme M... (I) est mort d'un état muqueux consécutif à une rougeole ; il serait imprudent d'invoquer pour lui une influence héréditaire. Mais une autre caféique invétérée, Mme H... (XVI), a des enfants dont le système nerveux est anormalement excitable ; le dernier, celui qui correspond par conséquent à la période la plus avancée de l'intoxication maternelle, est agité pendant le jour; il dort si mal, que sa mère prétend qu'il n'a jamais dormi ; quand il sommeille, il a des réveils en sursaut, accentués de cris perçants; il est assez chétif et pâle. Il en est de même du dernier enfant de Mme C... (III).

III

En somme, sans vouloir prétendre avec Tissot que le café est bon à *laisser à l'Apothicairerie*, il faut bien admettre que son abus a des inconvénients sérieux. On les a autrefois exagérés. Tissot a encore écrit : « Il tue en caressant. Il détruit la mucosité, agite le sang, donne la fièvre et irrite puissamment le genre nerveux; les palpitations, les tremblements, l'angoisse, les douleurs d'hémorrhoïdes chez ceux qui y sont sujets, sont ses effets les plus ordinaires ; il rappelle toutes les hémorrhagies, il éloigne le sommeil, et j'ai vu plusieurs personnes auxquelles il donnait une tristesse inexprimable. » *(Essai sur les Maladies des gens du monde)*. Et Hahnemann attribue à l'usage du café la décadence, la versatilité, la lubricité des Allemands de nos jours. Duncan, Boerhaave, Redi, Chaumeton et bien d'autres se sont élevés contre son abus. On ne manque pas, il est vrai, de citer les exemples de Fontenelle, de Voltaire et de quelques autres, et de faire remarquer avec Fontenelle que si le café est un poison, c'est un poison bien lent. Mais le café était peut-être pour quelque chose dans la maigreur ascétique de Voltaire et dans l'anaphrodisie de Fontenelle. Quant à dire que la cafetière de Voltaire était son Hippocrène, autant admettre que Frédéric II et Napoléon Ier puisaient leurs plans de bataille dans leur tabatière ; l'on peut faire remarquer avec Tissot que, ni Homère, ni Horace, ni Molière ne buvaient de café et personne ne s'avisera de comparer le style de Delille à celui de Voltaire, bien que tous deux fussent également amateurs de cette boisson *(Note 4)*.

Brillat-Savarin remarque que le café est une liqueur plus

énergique qu'on ne croit communément. « Un homme bien
constitué peut vivre longtemps en buvant deux bouteilles de
vin chaque jour. Le même homme ne soutiendrait pas aussi
longtemps une pareille quantité de café ; il deviendrait imbé-
cile ou mourrait de consomption. » Nos malades en prenaient
en moyenne de trois ou quatre tasses à un litre et même deux
litres par jour. Plusieurs avaient contracté cette habitude
dans leur jeune âge (VII, XII) ; chez trois seulement, elle
datait de moins de trois ans.

La qualité du café a autant d'importance que sa quantité. Le
mode de préparation habituellement usité (cafetières à la
Dubelloy), l'infusion, ou plus exactement l'infiltration, en
conservant les principes volatils, accroît ses propriétés
excitantes, qui disparaissent, au contraire, en partie par la
décoction. Peut-être est-ce là une des raisons de l'innocuité
relative de cette liqueur dans certains pays où l'on en fait une
consommation considérable ; il en est une autre : dans les
départements du Nord de la France, en particulier, la chicorée
entre pour une proportion considérable dans la confection
du prétendu café, qui devient une véritable décoction de
chicorée : celle-ci peut donner lieu à des troubles digestifs,
la diarrhée entre autres, mais n'a pas d'influence marquée
sur le système nerveux (*Note 5*).

A doses égales, le café agira évidemment mieux sur les
constitutions nerveuses ou peu robustes, sur les enfants et les
femmes. Nous avons donné trois observations de caféisme
chez des enfants de 11 à 16 ans ; trois fois seulement, nous
l'avons observé chez l'homme adulte ; nos onze autres observations concernent des femmes, soit près de 65 0/0. Les
femmes y sont donc prédisposées par leur tempérament,
leur nervosisme habituel, peut-être aussi par leur profession.
Un homme vigoureux qui dépense largement ses forces dans
un travail pénible peut absorber des quantités considérables
de café ou d'alcool sans en être incommodé, et, dans nos pays
de vignes, il n'est pas rare de rencontrer de vieux paysans
qui, depuis leur jeunesse, ont bu assez de vin pour tuer trois
ou quatre personnes de profession sédentaire. J'ai pu, pour
ma part, pendant toute une année, prendre de trois à quatre

tasses de café par jour sans aucun inconvénient ; mais les mauvais effets qu'elles auraient pu produire étaient empêchés par la vie active du volontariat.

Il est remarquable que, sur les neuf caféiques dont nous connaissons l'origine, pas un n'est natif du département de la Marne : trois sont nés dans l'Aisne, la Meuse et en Alsace, trois dans les Ardennes et quatre dans le Nord. Il y a donc une autre cause prédisposante qui naît des conditions de milieu et d'éducation ; plusieurs de nos malades avaient été pour ainsi dire élevés au café, et deux fois, le caféisme existait chez les ascendants.

IV

La longue énumération que nous avons faite des symptômes de l'intoxication nous dispense d'entrer dans les détails d'un diagnostic différentiel pour lequel nous ne possédons pas, du reste, de données suffisantes.

Le *cocaïsme* et le *théisme* ne sont pas, jusqu'ici du moins, des maladies connues dans notre pays. Tous deux s'accompagnent de perte d'appétit, de dyspepsie, d'amaigrissement, d'affaiblissement, mais dans le premier, on signale les accidents bilieux et l'ictère, dans le second, un état particulier des dents, du diabète, etc.

L'intoxication par l'opium, le *thébaïsme*, a bien aussi quelques symptômes analogues à ceux du caféisme : anorexie, frigidité, amaigrissement, etc., mais d'autres lui sont spéciaux : l'hébétude du visage, l'expression idiote des yeux, l'oppression, les éruptions cutanées.

Le *morphinisme* s'en rapproche davantage. Les morphiniques, comme les caféiques, maigrissent rapidement ; ils ont parfois des tremblements des membres, des crampes, des cauchemars ; leur teint est terreux, l'anorexie est complète ou est remplacée par de la boulimie ; le caractère devient irritable et le sens moral diminue plus ou moins. Mais les troubles anesthésiques sont bien plus marqués, la menstruation s'arrête, le regard s'éteint ; le tremblement épargne presque toujours la langue et les lèvres, et quand l'intoxication s'accentue, il se développe un état fébrile ; à cette période aussi apparaissent souvent des abcès multiples.

Le *nervosisme* est un état complexe qui est parfois primitif, mais qui est souvent secondaire, et l'abus du café est un de ses facteurs étiologiques : il ne peut donc être question d'un diagnostic différentiel entre ces deux états qui sont tantôt cause et tantôt effet l'un à l'égard de l'autre ; car, nous l'avons dit, un état névropathique antérieur rend plus rapide et plus grave l'intoxication caféique. Les symptômes que nous avons énumérés, et en particulier la dyspepsie spéciale, pourront faire soupçonner cette dernière.

Mais c'est avec l'*alcoolisme* que la distinction nous semble particulièrement difficile, bien qu'elle ne soit pas impossible. Nous avons pu étudier à fond cette intoxication dans le service de notre maître, M. Lancereaux, où, en 1881, nous avons recueilli 108 observations d'alcoolisme, dont 25 chez des femmes. Or, précisément, en nous trouvant en présence de malades — femmes pour la plupart — présentant au milieu de symptômes analogues à ceux de l'alcoolisme d'autres phénomènes anormaux, nous avons dû chercher la cause de ceux-ci, et nous l'avons trouvé dans l'ingestion du café à doses immodérées. Voici les principaux caractères différentiels :

Le caféique n'a jamais la figure enluminée de certains alcooliques, sa face est pâle et ses yeux sont brillants, ce qui lui donne une expression bien différente de l'*hébétude* de l'éthylisme ; la maigreur est plus marquée, car il n'y a pas de caféiques gras ; si les rêves ont beaucoup d'analogie dans les deux cas, les pituites du matin manquent dans le caféisme ; les troubles de la sensibilité sont également différents : l'anesthésie symétrique des extrémités est constante chez l'alcoolique ; nous ne l'avons pas observée d'une façon régulière chez nos malades : la plupart avaient conservé leur sensibilité intacte ; deux seulement se plaignaient qu'elle fût diminuée dans les membres inférieurs ; enfin, une fois, l'anesthésie occupait les épaules et les bras jusqu'au-dessus du coude, disposition tout à fait inverse de celle de l'anesthésie alcoolique ; au contraire, les hyperesthésies, les névralgies sont extrêmement fréquentes dans l'intoxication par le café et nous renvoyons à ce que nous en avons dit en étudiant les symptômes.

Peut-être pourrait-on comprendre le caféisme avec l'*absinthisme* qui s'accompagne d'excitation nerveuse, d'impressionnabilité exagérée, de mouvements convulsifs? Mais, dans celui-ci, l'hyperesthésie est tellement exagérée que le moindre contact fait faire au patient des mouvements désordonnés, surtout quand la pression porte au niveau de l'abdomen : quant aux accidents convulsifs, s'ils sont très fréquents dans l'absinthisme (6 fois sur 17 cas observés en 1881), ils paraissent bien exceptionnels dans le caféisme. Une fois seulement (XV) nous les avons notés, encore ne sommes-nous pas sûr qu'ils relèvent de l'intoxication.

Quant au *nicotinisme*, il est assez facile de le distinguer, le tabac agissant plus spécialement sur la circulation, la respiration et la vue, et produisant des altérations locales.

Le diagnostic différentiel avec les empoisonnements professionnels (plomb, sulfure de carbone, etc.) n'offre pas grande difficulté ; il est inutile de nous y arrêter.

Un mot maintenant du traitement :

La noix vomique et le bromure de potassium ont surtout été employés.

Nous avons été entraînés à donner la première par l'analogie des accidents du caféisme et de l'alcoolisme : mais, autant cette substance réussit chez les buveurs, comme on le sait depuis les travaux de M. Luton, autant elle nous a paru inefficace chez nos malades ; une seule (XVI) paraît en tirer quelque profit : n'est-ce pas là encore un signe diagnostique de quelqu'importance entre les deux intoxications ?

Le bromure a réussi plus souvent ; il a l'avantage de calmer les symptômes nerveux qui sont parfois les plus pénibles. Il a cependant échoué chez une caféique (X), dont les voix digestives étaient en fort mauvais état.

On peut le remplacer par les autres antispasmodiques ;

nous nous proposons d'expérimenter la valériane, que Trousseau regarde comme l'antagoniste du café.

Il est inutile d'ajouter que l'on traitera par des moyens appropriés les autres accidents; l'anémie par les douches froides, le grand air; la dyspepsie par le régime lacté, les amères, les absorbants, etc.

La première chose à faire, semble-t-il, est de défendre le café. Nous pensons qu'il faut, non pas le supprimer, mais le diminuer progressivement.

Outre que la suppression brusque et complète est difficilement acceptée, elle ne va pas sans quelques inconvénients; l'économie, habituée à une certaine dose d'excitant, ne peut subitement s'en passer; le café devient nécessaire au caféique, comme l'alcool à l'alcoolique, la morphine au morphinique, le tabac au nicotinique. Un de nos malades éprouvait tous les matins un tremblement qui ne disparaissait que quand il avait bu quelques tasses de sa boisson favorite, et, deux fois, nous avons vu la suppression totale du café être suivie d'insomnie; il a suffi d'en faire prendre une tasse le soir pour que le sommeil redevint ce qu'il était auparavant.

En terminant, je tiens à répéter que je n'ai eu en vue que l'absorption excessive, *l'abus* de la liqueur de café; son *usage*, au contraire, mérite d'être encouragé; chez les personnes qui s'appliquent aux travaux de l'esprit, il active les fonctions intellectuelles; chez celles qui se livrent à une grande dépense de forces physiques, il ralentit la dénutrition en servant d'aliment d'épargne; pour tous, il est une boisson agréable dont les effets sont, en tous cas, moins funestes que ceux des liquides alcooliques. Du reste, il est entré dans nos mœurs : sa suppression serait plus inutile et aussi désagréable que celle du tabac, et je serais désolé que les inconvénients produits par son abus et signalés dans ce travail le fissent inscrire sur les listes de proscription des Sociétés de tempérance.

NOTES

(1) On sait que le café, introduit en Europe à la fin du XVIᵉ siècle, ne devint à la mode à Paris que cent ans plus tard ; le *Café Procope* date de 1689.

Mais déjà on discutait sur ses propriétés et sur ses inconvénients. Dans un curieux *Commentaire en vers français sur l'école de Salerne...* paru en 1671 (Paris, in-12), l'auteur, dont les initiales M. D. F. C. cachent le nom d'un docteur parisien, plus poète que médecin, traducteur de l'*Art d'aimer*, d'Ovide, Dufour de la Crespelière, ajouta des vers sur « la poudre et l'onguent de sympathie, le thé, le caphé, le chocolate et le grand secret de la pierre philosophale ». Le *caphé* était quelque chose d'encore un peu étrange, et ses propriétés sont aussi remarquables que multiples, il guérit :

> Hydropisie et courte haleine,
> Et le rhume qui nous fait peine ;

il est carminatif, vermifuge, bon pour les yeux et les oreilles,

> *Mois supprimez* et la gratelle,
> Soulage quand on a trop bu....

L'auteur, on le voit, signale sa puissance emménagogue, dont le Vénitien Prosper Alpin avait déjà parlé dans un ouvrage sur la médecine des Egyptiens, paru en 1591.

Quelques années plus tard, un médecin anglais, Henri Mundius, dans un appendice à un traité d'hygiène (*H. Mundii, Opera omnia medico-physica....* Lugd. Batav. 1685, in-12), défend le café aux gens bilieux ou mélancoliques et à ceux qui ont le sang épais ; il constate sa propriété anaphrodisiaque : *semen minuit*.

L'intrigant et remuant Nicolas de Blégny, médecin et chirurgien sans diplôme, ne pouvait manquer une si belle occasion d'imprimer sa prose et de proposer quelques nouvelles inventions de sa façon ; il publia donc : *Le Bon usage du thé, du caffé et du chocolat, pour la préservation et pour la guérison des maladies*. Paris, 1687, in-12. Il fait aussi du café une sorte de panacée, et il ne le défend guère qu'aux gens qui crachent du sang et aux femmes enceintes ; cependant il remarque qu'il cause parfois des indigestions, et il insiste sur sa valeur pour « provoquer les règles retenues ».

Le *Traité des Aliments...* de *Louis Lémery* (2ᵉ éd. Paris, 1705, in-12), résume d'une façon plus scientifique et très exacte les avantages et les inconvénients de cette boisson ; déjà l'on distingue l'usage modéré de l'abus.

« Le café fortifie l'estomac et le cerveau, hâte la digestion ; il apaise les maux de tête ; il abat les vapeurs du vin et des autres liqueurs spiritueuses ; il excite les urines et les mois aux femmes ; il purge de certaines gens par le ventre ; il rend la mémoire et l'imagination.... »

« L'usage excessif du caffé maigrit beaucoup, empêche ordinairement de dormir, épuise les forces, abat les ardeurs de Vénus, et produit plusieurs autres inconvénients pareils.... » (p. 536).

Le café fait aussi le sujet d'un certain nombre de thèses soutenues à Paris, à Avignon, à Leipzig, à Upsal, etc. Deux ont été passées dans notre ancienne Faculté de médecine de Reims, l'une :

Litteratisme salubris café usus ? Affirm. Prœs. Raussin ; Respond J. Delalande, 30 juin 1790, in-4, n'est que la reproduction d'une dissertation semblable soutenue à Paris en 1716 par Fagon et en 1741 par Joseph Jussieu. L'autre, antérieure de quelques années, est intitulée :

An quotidianus decacti caffe usus, omnibus et singulis fit proflscuus ? In-4°, 26 mai 1781, sous la présidence de V.-M. Laignier.

L'auteur, Fr. Chalibert, nous apprend que, dans notre pays, le café n'était plus seulement le partage des riches, mais que le peuple en avait pris l'habitude : « Potus caffe otiosis et divitibus, imô et plebeculœ planè familiaris, » et il ajoute que ce n'est pas une fois, mais plusieurs fois par jour qu'on prend de cette boisson. Parmi ses effets, il signale la perte d'appétit, les crampes d'estomac, le retour des règles et même les métrorrhagies, le tremblement, les soubresauts des tendons « ataxia in latice nervoso, in tendonibus subsultus in artubus tremor. » Nous avons été très étonné de trouver cette dernière phrase qui venait si bien confirmer nos recherches. Il conclut enfin en en défendant l'usage à tous, sauf aux *phlegmatiques.*

Nous n'allongerons pas davantage ce simple aperçu historique ; il est facile du reste de consulter les auteurs modernes qui se sont occupés de cette question : Murray (1776-1792), Nysten (dict. des Sc. méd. 1812), de Gasparin et Magendie (C. R. Acad. des Sc., 1850), Chevalier (1862), Hahnemann (1855), Trousseau et Pidoux, Fonssagrives (art. *Café,* du dict. de Dechambre), etc.

(2) Dès l'an 817 de l'Hégire (1502), deux médecins persans avaient déclaré que le café est sec et froid et par conséquent qu'il diminue les désirs vénériens. Plusieurs auteurs racontent que la femme du sultan Mahmed, voyant de sa enêtre un cheval qu'on allait castrer, s'écria qu'il était inutile de lui faire subir cette opération, il suffirait de lui donner du café dont elle constatait les effets sur son époux.

Mundius (1685) dit qu'il diminue la semence « semen minuit » ; Hecquet, Simon Pauli, Willis, Murray, d'après Trousseau et Pidoux, lui attribuent des propriétés anaphrodisiaques. Stenzel est du même avis.

Lallemand a très bien étudié son action sur le système génito-urinaire : « Le café à petite dose excite les reins et la vessie, puisqu'il augmente la sécrétion des urines et rend leur expulsion plus fréquente ; il agit de la même manière sur les organes sécréteurs et excréteurs du sperme, car il augmente les désirs vénériens, favorise les érections et accélère l'éjaculation. Ceux qui n'en prennent que rarement et en *petite quantité,* ont pu souvent observer ces effets sur eux-mêmes. Cependant, quand on en fait un usage habituel, immodéré, il semble produire un effet contraire : quelques faits suffiront pour expliquer cette apparente anomalie. » Suit une observation, la 88° du *Traité des pertes séminales,* intitulé : *Usage excessif du café ; émission abondante et fréquente d'urine ; pollutions nocturnes, puis diurnes ; impuissance, etc. Cautérisations, bains sulfureux ; guérison.* Il s'agit d'un professeur d'une trentaine d'années qui se mit à prendre huit ou dix tasses de café chaque nuit ; il en résulta une sécrétion très abondante d'urine aqueuse et des besoins excessivement fréquents d'uriner ; les digestions se dérangèrent, la mémoire diminua. Il était tout à fait impuissant. Après avoir eu des pollutions nocturnes, il avait, au dire de Lallemand, des pollutions diurnes ; mais son diagnostic ne repose que sur l'examen à l'œil nu des urines qui contenaient ses fameuses « granulations transparentes » Lallemand dit avoir observé d'autres faits analogues, mais où l'action du café était moins isolée ; il ajoute que chez les spermatorrhéiques, cette boisson provoque presque toujours des pertes séminales. Exagérant, comme toujours, l'existence et l'importance de ces dernières, il admet que l'anaphrodisie du café « tient à des pollutions diurnes méconnues ».

Trousseau et Pidoux disent que, à leur connaissance, il n'y a pas « d'anaphrodisiaque capable de réduire à une impuissance plus absolue ».

Martin-Damourette, Marchand, sont à peu près du même avis ; ce dernier conseille même le café contre le priapisme. Roubaud ne paraît pas croire beaucoup à cette action sur le système génital, et Fonssagrives n'en parle également que d'une façon dubitative.

Pour ce qui est de ses propriétés emménagogues, elles ont été surtout signalées par les anciens auteurs.

Nous avons déjà cité Prosper Alpin et Dufour ; de Blégny (1687) dit que les Levantines « n'ont pas de remède plus prompt et plus assuré que cette boisson pour faciliter l'accouchement, pour provoquer les règles retenues, pour corriger les pertes blanches (?), et pour appaiser ces sortes de tranchées qu'elles souffrent assez ordinairement pendant les couches ».

« Il excite les urines et les mois aux femmes », dit Lémery (1705) et Chalibert (1781) : « Menses mulieribus provocantur, adaugetur interdùm prœternaturaliter et immodicé excreti sanguinis copia... »

Il me semble qu'on a trop oublié cette propriété du café, et qu'il y aurait lieu de l'utiliser à l'occasion. Cette substance, par la caféine qu'elle contient, a une action évidente sur les fibres musculaires lisses. C'est pour cela qu'elle augmente la fréquence des mic.ions (pollakiurie), qu'elle provoque les selles ; c'est pour cela aussi qu'elle a son utilité dans les congestions encéphaliques, dans l'étranglement intestinal, etc.

(3) Nous avons tenu à faire un travail basé exclusivement sur des observations personnelles, et nous avons laissé de côté des symptômes indiqués par les auteurs, mais que nous n'avons pas remarqués chez nos malades. Ainsi, dans une relation d'empoisonnement par le café, rapporté dans le *Bulletin de thérapeutique* (1861, p. 270), on signale les crampes, le tremblement des membres supérieurs, ce qui concorde bien avec ce que nous avons écrit. De plus, il est dit que le malade avait des palpitations, de la toux convulsive, et une *contraction permanente des pupilles ;* nous avons plutôt observé la mydriase : cela tient peut-être à ce que, dans le cas auquel nous faisons allusion, il s'agit d'une intoxication rapide (5 à 6 tasses de café pendant 6 mois) ; nous croyons que la dilatation pupillaire est plus fréquente, au moins dans le caféisme chronique. Méplain (*Du Café*, 1868) a signalé comme nous la diminution de la fréquence du pouls, la pâleur des téguments, et la *dilatation de la pupille* qui augmente quand la dose de caféine devient toxique : cette dernière substance serait donc, là comme en beaucoup d'autres points, antagoniste de l'opium.

Cette divergence montre, une fois de plus, qu'il ne faut pas confondre l'intoxication aiguë et l'intoxication chronique. Je trouve encore l'utilité de cette distinction dans les expériences de Leven et de Roux.

Le premier de ces auteurs a vu que la caféine augmente d'abord le nombre des battements du cœur, puis qu'elle le diminue ; de même, la pression sanguine, qui s'accroît d'abord, tombe ensuite au-dessous de la normale *(Archives de Physiologie*, t. I, 1868, p. 178). Caron avait déjà noté une chute du pouls qui, de 80, tombe à 50. D'après Leven encore, confirmant en cela les expériences de Albers (de Bonn), la caféine, à doses toxiques, agit comme la strychnine et produit un *état tétanique ;* la théine jouirait de propriétés un peu différentes et provoquerait des *mouvements convulsifs* (Idem, p. 470). Cependant,

Bing *(Philadelphia Méd. Times,* 1879) a vu ces mouvements convulsifs se produire chez les animaux à qui il avait fait absorber à hautes doses du café. E. Roux, se soumettant d'une façon toute passagère à l'action du café, a vu la quantité d'urine diminuer, en même temps que sa densité augmentait, et que l'urée et les chlorures devenaient plus abondants ; mais ayant pris du café une fois pendant quatre jours, une autre fois pendant six jours (ce qu'il appelle bien à tort un *usage continu),* il a constaté qu'il y avait au contraire augmentation de quantité et diminution de densité ; ses résultats eussent été beaucoup plus probants s'il avait continué ses essais pendant quelque temps. (*Archives de Physiologie,* 2ᵉ série, t. I., 1874, p. 578).

(4) Parmi les hommes célèbres, quelques-uns ont usé avec excès du café.

C'est d'abord *Fontenelle,* qui vécut cependant près de cent ans. Aimé et choyé des femmes de son temps, il n'en mourut pas moins vierge, comme Newton, comme W. Pitt et quelques autres. Bien que les auteurs aient rangé le génie parmi les causes d'anaphrodisie ou de stérilité, je ne suis pas loin de penser que le café était pour quelque chose dans l'impuissance de l'auteur de la « Pluralité des mondes ». Jamais il n'a donné suite à ses aventures galantes, et pour cause : c'est à peine si le repos de la nuit et la réplétion vésicale lui donnaient quelques soupçons de virilité ; aussi, à un ami qui lui demandait s'il n'avait jamais songé à se marier : « Quelquefois, le matin », répondit-il.

Voltaire est le plus connu et le plus illustre des *caféomanes* ; il en prenait surtout à la fin de sa vie ; mais c'était du *cafiot,* selon sa propre expression ; encore le mélangeait-il le plus souvent avec du chocolat ; il prenait une douzaine de tasses de ce mélange depuis cinq heures du matin jusqu'à trois heures de l'après-midi. Lekain, qui fournit ces détails, nous dit sa surprise quand il vit « cet homme dont les yeux étincelaient de feu, d'imagination et de génie », et Condorcet (*Vie de Voltaire*), en parlant de la *mobilité* de son caractère, ajoute : « Il passait en un instant de la colère à l'attendrissement, de l'indignation à la plaisanterie. » Il est inutile d'insister sur la maigreur du patriarche de Ferney ; il semble que Houdon ait voulu sculpter, dans cette figure étique, ces yeux brillants, au regard acéré, ce sourire errant « sur ses os décharnés », le type du génie caféique.

Frédérick II n'était pas seulement l'émule de Voltaire en poésie et en histoire ; il l'imitait aussi dans son amour pour le café. Voltaire nous apprend que le roi de Prusse « n'avait pas de vocation pour le sexe », et l'on sait que la nuit même de son mariage avec Elisabeth-Christine de Brunswick, il quitta le lit nuptial pour n'y plus revenir. Voltaire encore nous initie aux habitudes athéniennes du célèbre monarque ; mais, dit-il, « les choses n'allaient jamais jusqu'aux dernières extrémités » et sa Majesté « ne pouvait jouer le premier rôle ; il fallait se contenter des seconds ». Il est vrai que l'on attribuait à la cour l'impuissance de Frédéric à une maladie contractée « dans ses amours de passado » et qui avait été fort mal guérie. Mais l'anaphrodisie ne compte pas en général parmi les conséquences des affections vénériennes, et l'on peut se demander si le café n'entre pas pour une certaine part dans cette frigidité royale.

On a exagéré beaucoup la quantité de café que prenait *Buffon ;* Brillat-Savarin se demande si l'illustre naturaliste ne devait pas à cet usage « l'harmonie enthousiastique de son style ». Il est évident, ajoute-t-il, que plusieurs pages des *Traités sur l'homme,* sur le *chien,* le *tigre,* le *lion* et le *cheval,* ont été écrites dans un état d'exaltation extraordinaire. Mais Buffon vivait à Montbard, se levait à cinq heures du matin, se promenait dans ses immenses jardins, y surveillait ses deux cents ouvriers, ne prenait que de l'eau claire pour son déjeuner du matin et dînait à deux heures, avant d'avoir pris une seule tasse de café. Peut-on s'étonner que celui-ci n'ait pas produit chez lui d'effets nuisibles ? On sait que, n'ayant pas à craindre les défaillances sexuelles, Buffon avait pour maxime qu'*en amour, le physique seul est bon,* et qu'après avoir joui d'une santé des plus robustes, il mourut de la pierre à l'âge de quatre-vingt-un ans.

Il ne serait pas juste d'attribuer au café les douleurs sourdes dans les entrailles, les attaques répétées de coliques, les sueurs abondantes qui tourmentèrent *Mirabeau* à la fin de sa vie. Cabanis, l'historien de sa dernière maladie, nous dit bien que, depuis quelque temps, « les forces avaient décliné rapidement, la couleur du visage était mauvaise, l'estomac ne digérait plus avec la même activité ; l'âme commençait à se livrer à la mélancolie..... à peu près dans le même temps, des oppressions, des crispations diaphragmatiques, des malaises douloureux de l'orifice supérieur de l'estomac se firent sentir à plusieurs reprises..... ; les nerfs étaient presque ceux d'une femme délicate et vaporeuse ». Mais les muscles « restaient ceux d'un Hercule », et, dans cet effondrement d'un tempérament vigoureux, le café doit compter pour bien peu de chose à côté de l'activité de la vie, de l'agitation des luttes politiques, des excès de travail et de régime ; les derniers phénomènes, du reste, n'étaient que les symptômes de la péricardite qui devait tuer Mirabeau.

Le café a eu son poète convaincu dans *Delille,* qui n'a eu garde de l'oublier dans *Les trois règnes de la nature :*

> Il est une liqueur au poète plus chère
> Qui manquait à Virgile et qu'adorait Voltaire,
> C'est toi, divin café, dont l'aimable liqueur,
> Sans altérer la tête, épanouit le cœur...

et, dans son enthousiasme, le poète croit boire dans chaque goutte un rayon de soleil. Comme les Orientaux, il eut appelé volontiers *boisson de Dieu,* ce café qu'il préparait toujours lui-même, et dont il fit de véritables excès. D'un caractère faible, soumis au joug despotique de Mme Delille, il était cependant sujet, dit un de ses biographes, à « des obsessions portées jusqu'à une espèce de violence » ; il est mort, à peu près aveugle, à soixante-quinze ans.

(5) La France importe par an pour plus de cent millions de francs de café ; la consommation moyenne par habitant serait, d'après Fonssagrives, de 794 grammes. Ce chiffre est doublé pour les Etats-Unis, et plus que quintuplé pour la Belgique, où la moyenne annuelle et individuelle dépasse 4 kilogrammes.

Mais, comme nous l'avons dit, il ne faut pas tenir compte seulement de la quantité absolue, mais aussi de la qualité et du mode de préparation.

Il est à remarquer que les symptômes du caféisme apparaissent tout à coup chez des Belges ou des gens du Nord de la France quand ils quittent ces contrées pour venir habiter dans notre pays ; j'ai constaté plusieurs fois ce fait, et mon confrère, M. Ad. Henrot, m'a dit en avoir été également frappé. Cette observation me semble confirmer ce que je viens de dire : en quittant leur habitat primitif, ces ouvriers prennent les habitudes des villes où ils viennent se fixer ; ils changent le mode de préparation de leur café, et, presque toujours remplacent la marmite par la cafetière,

Peut-être faut-il faire jouer également un certain rôle au sucre que l'on ajoute ordinairement à l'infusion. D'après Leven *(Soc. biolog.*, 9 avril 1881), ces deux substances auraient une action toute opposée et même antagoniste : le café anémie la muqueuse stomacale et diminue la sécrétion gastrique ; souvent répétée, cette anémie finit par faire place à une hyperhémie, une congestion qui est elle-même la cause de dyspepsie ; le sucre, au contraire, exciterait la muqueuse digestive, d'où ce précepte : *il faut sucrer le café.* J'avoue ne pas bien comprendre comment une « hyperhémie » produit les mêmes effets qu'une « anémie », et l'antagonisme du café et du sucre est encore à prouver ; je ferai même observer que Provençal a prétendu faire du sucre un anaphrodisiaque ; si cette opinion reposait sur autre chose que sur des hypothèses, les deux substances, loin de se combattre, s'uniraient pour exercer une action funeste sur le pouvoir sexuel du caféique.

Pour compléter ce travail, nous aurions encore à étudier les effets de cette infusion sur les maladies des divers appareils, en particulier sur celle des organes respiratoires et urinaires, l'influence du lait mélangé au café, etc. Mais cette étude nous entraînerait trop loin ; nous avons seulement voulu établir le mieux possible le symptomatologie du caféisme chronique.

Re.ms. — Imprimerie Matot-Braine